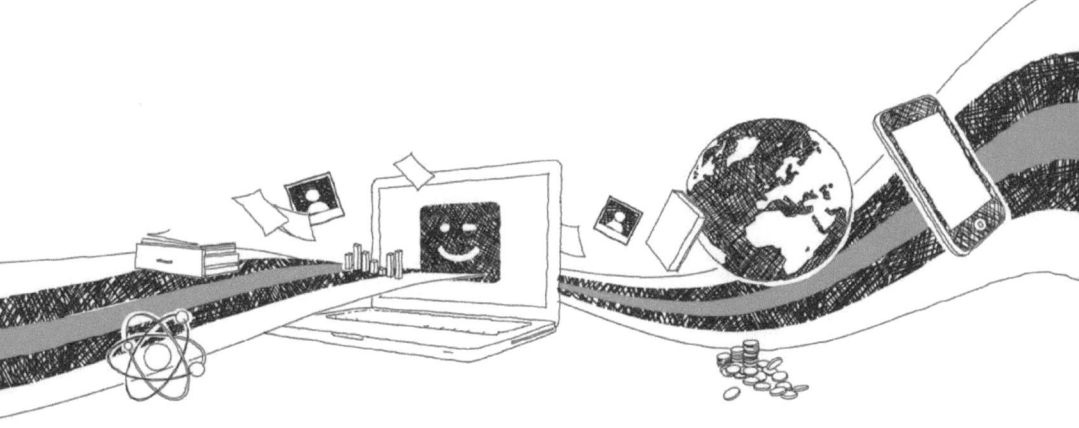
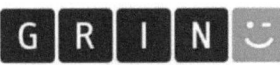

Bibliografische Information der Deutschen Nationalbibliothek:

Die Deutsche Bibliothek verzeichnet diese Publikation in der Deutschen National-
bibliografie; detaillierte bibliografische Daten sind im Internet über http://dnb.d-
nb.de/ abrufbar.

Impressum:

Copyright © 2018 GRIN Verlag
Druck und Bindung: Books on Demand GmbH, Norderstedt Germany
ISBN: 9783668717268

Dieses Buch bei GRIN:

https://www.grin.com/document/427702

Marion Steiner

Konzepte und Strategien der individuellen Gesundheitsförderung

GRIN Verlag

GRIN - Your knowledge has value

Der GRIN Verlag publiziert seit 1998 wissenschaftliche Arbeiten von Studenten, Hochschullehrern und anderen Akademikern als eBook und gedrucktes Buch. Die Verlagswebsite www.grin.com ist die ideale Plattform zur Veröffentlichung von Hausarbeiten, Abschlussarbeiten, wissenschaftlichen Aufsätzen, Dissertationen und Fachbüchern.

Besuchen Sie uns im Internet:

http://www.grin.com/

http://www.facebook.com/grincom

http://www.twitter.com/grin_com

Deutsche Hochschule für
Prävention und Gesundheitsmanagement
Hermann Neuberger Sportschule 3
66123 Saarbrücken

Bitte Zutreffendes ankreuzen:

__X__ **Hausarbeit**

— **Skript**

Name, Vorname:	**Steiner, Marion**
Modul:	**Konzepte und Strategien der individuellen Gesundheitsförderung**
Studiengang:	**Bachelor Gesundheitsmanagement**
Datum Präsenzphase:	**19.-21.03.2018**
Studienort:	**München**
Aufgabe:	**Entwicklung einer Präventionsmaßnahme in Form eines Kursprogramms in einem der prioritären Handlungsfelder Bewegungsgewohnheiten, Ernährung oder Stressmanagement gemäß den im „Leitfaden Prävention" (Fassung vom 9. Januar 2017) definierten Qualitätskriterien**

Inhaltsverzeichnis

1 Grundlegende Informationen zur Präventionsmaßnahme

1.1 Bezeichnung des Kursangebots

Der Name des Kursprogramms lautet „stabil, mobil & agil – Sturzpräventives Kraft- & Gleichgewichtstraining für ein bewegtes Leben". Bei dem Kurs handelt es sich um ein ganzheitlich konzipiertes Gesundheitssportprogramm für ältere Frauen und Männer (Generation 65plus) mit und ohne sportliche Vorerfahrung, mit und ohne ärztlich diagnostizierte Osteopenie/Osteoporose und mit einem erhöhten Sturzrisiko. Den Schwerpunkt des Gruppentrainings bilden Übungen zur Verbesserung der Kraft- und Gleichgewichtsfähigkeit und zur Reduktion des Sturzrisikos. Den Anforderungen der Zentralen Prüfstelle Prävention entsprechend, gibt der Kurstitel Auskunft über Methode (Körpertraining unter professioneller Anleitung mit Bezug zu Alltags- und Risikosituationen; Möglichkeit zur Selbsterfahrung von Bewegung) und inhaltliche Gewichtung (sturzprophylaktisches Kraft- und Gleichgewichtstraining) des Kurses (Zentrale Prüfstelle Prävention, FAQ, Informationen zur (sic!) Nachforderungen, Welche Anforderungen werden an den Kurstitel gestellt?). Bei der Titelwahl wurde auf eine klare, unmissverständliche und einladende Ansprache der Zielgruppe geachtet, was sowohl die Verwendung von fremdsprachigen, missverständlichen sowie leistungsorientierten und Überforderung suggerierenden (Fach-)Termini ausschloss.

1.2 Handlungsfeld und Präventionsprinzip

Gemäß GKV-Leitfaden Prävention wird das Kursprogramm dem Handlungsfeld Bewegungsgewohnheiten zugeordnet. Es folgt v.a. dem Präventionsprinzip „Vorbeugung und Reduzierung spezieller gesundheitlicher Risiken durch geeignete verhaltens- und gesundheitsorientierte Bewegungsprogramme" (GKV-Spitzenverband, 2017, S.51), da es durch seine Kombination aus Kraft- und Gleichgewichtstraining schwerpunktmäßig darauf abzielt, „Probleme(n) im Bereich des Muskel-Skelett-Systems, insbesondere … Osteoporose … sowie Störungen der Motorik (Sturzrisiko, Gangunsicherheiten)" (GKV-Spitzenverband, 2017, S.63) primärpräventiv vorzubeugen und mögliche probleminduzierte Folgeschäden (z.B. sturzbedingte Frakturen, Bewegungseinschränkungen, Beeinträchtigungen von Lebensqualität und selbstständiger Lebensführung etc.) zu vermeiden. Darüber hinaus folgt das Kursprogramm dem zweiten Präventionsprinzip „Reduzierung von Bewegungsmangel durch gesundheitssportliche Aktivität", da die praktischen Übungs- und Trainingseinheiten mit folgenden positiven Effekten für die Teilnehmer assoziiert sind: Steigerung der täglichen Aktivitäts- und Bewegungsrate, Ausbau der physischen und psychosozialen Gesundheitsressourcen, Herstellung und Stärkung der Bindung an gesundheitssportliche Aktivität sowie Ermöglichung oder Intensivierung von positiven Körper- und Bewegungserfahrungen (GKV-Spitzenverband, 2017, S.61).

1.3 Bedarf

Laut GKV-Leitfaden Prävention nehmen „Probleme im Bereich des Muskel-Skelett-Systems, insbesondere Rückenschmerzen, Arthrosen, Osteoporose, Inkontinenz sowie Störungen der Motorik (Sturzrisiko, Gangunsicherheiten)" (GKV-Spitzenverband, 2017, S.63) einen prominenten Platz in den Statistiken der Krankheitsarten ein. So steigt ab 65 Jahren neben dem „… Anteil von Menschen mit komplexen gesundheitlichen Beeinträchtigungen, die die selbstständige Lebensführung gefährden können" (BZgA, 2013, S.44) auch das Risiko für Stürze (BZgA, 2013, S.57) stark an. Was die Prävalenz der Osteoporose (definiert als Abnahme der Knochendichte durch übermäßig raschen Abbau von Knochensubstanz und -struktur, einhergehend mit geringer Bruchfestigkeit der Knochen und damit erhöhter Frakturgefahr etwa bei Stürzen (BZgA, 2013, S.48)); betrifft, gibt es für Deutschland nur wenige Daten (DVO Leitlinie Osteoporose, 2014, S.20). Prävalenzschätzungen variieren abhängig von Art und Quelle der Datenerhebung und Zusammensetzung der Studienpopulation (RKI, 2012, S.1). In den Ergebnissen der Studie „Gesundheit in Deutschland aktuell 2012" geben in der Altersgruppe ab 50 Jahren rund 15% der Frauen sowie 6% der Männer eine diagnostizierte Osteoporose an (RKI, 2012, S.1). Mit fortschreitendem Alter steigt die Lebenszeitprävalenz bei Frauen von ca. 8% bei der Gruppe der 50- bis 64-Jährigen auf 21% bei der Gruppe der Über-65-Jährigen. Ein derart deutlicher Anstieg ist bei Männern im Altersgang nicht zu beobachten (RKI, 2012, S.1). In der Altersgruppe ab 65 Jahren haben Frauen mit 24,5% eine fast 4,5-mal höhere Osteoporoseprävalenz als Männer (5,7%) (BZgA, 2013, S.50) und sind damit die von dieser Krankheit Hauptbetroffenen. Schätzungen zufolge sind ca. 80% aller an Osteoporose Erkrankten weiblich (RKI, 2009, S.42). Die DVO Leitlinie Osteoporose definiert neben Alter und weiblichem Geschlecht zahlreiche weitere Risikofaktoren, darunter Bewegungsmangel, Fehlernährung (mit Untergewicht), spezielle Grunderkrankungen (wie z.B. Diabetes mellitus Typ I/Typ II) sowie medikamentöse Therapien (DVO, 2014, S.29ff). „Die klinische Bedeutung der Osteoporose liegt im

Auftreten von Knochenbrüchen und deren Folgen" (DVO, 2014, S.18), darunter akute und chronische Schmerzen, funktionelle Einschränkungen, Sturzangst, Reduktion von körperlicher Aktivität und sozialer Teilhabe, Kosten für die Behandlung von Frakturen (am häufigsten treten hüftgelenksnahe Oberschenkel- und Wirbelkörperfrakturen auf (BKK, 2013, S.151)), für Operationen, Krankenhaus- und/oder Kuraufenthalte, Reha-, Pflege- oder Physiotherapiemaßnahmen, Einschränkungen in Bezug auf eine selbststän-dige Lebensführung, generelle Abnahme der Lebensqualität sowie eine erhöhte Mortali-tät bei peripheren sowie Wirbelkörperfrakturen (DVO, 2014, S.25f). Da Osteoporose v.a. bei Frauen in späteren Lebensdekaden auftritt, „... hat sie kaum Einfluss auf das Arbeitsunfähigkeitsgeschehen" (BKK, 2013, S.91). Der zentrale Faktor im Rahmen der Bedarfsanalyse ist das bereits erwähnte Sturzrisiko, das laut der GEDA-Daten „... klare alters- und geschlechtsspezifische Muster" (RKI, 2010, S.2) erkennen lässt: So sind ältere Menschen nicht stärker sturzgefährdet als Jüngere, jedoch „... nimmt der Anteil von Sturzunfällen mit schweren Folgen (Frakturen, Krankenhauseinweisungen)" (RKI, 2010, S.2) im Altersgang stark zu. Internationalen Studien zufolge „... stürzen ca. 30% der Menschen im Alter über 65 Jahre mindestens einmal pro Jahr" (BKK, 2013, S.77). Innerhalb eines Jahres sterben etwa 50% jener hochaltrigen Menschen, die wegen eines Sturzes stationär behandelt werden müssen und nur etwa 30-40% der PatientInnen mit hüftgelenksnahen Oberschenkelhalsfrakturen erlangen ihre bisherige Kompetenz in den grundlegenden Aktivitäten des täglichen Lebens (gemeint ist z.B. Essen und Körper-pflege) zurück. Bezogen auf die Kompetenz in instrumentellen Aktivitäten (damit sind Voraussetzungen für die selbstständige Lebensführung gemeint, wie z.B. Einkaufen, Telefonieren) erreichen nur etwa 14-20% ihr altes Niveau vor dem Sturz (RKI, 2009, S.43). Als Risikofaktoren für einen Sturz (definiert als „... ein Ereignis, das unbeabsich-tigt geschieht und bei dem sich die betroffene Person nach dem Sturz auf einer niedrige-ren Ebene als vorher befindet" (BKK, 2013, S.77)) gelten u.a. Muskeldefizite, ein Sturz in den letzten 12 Monaten, Gangstörungen, Gleichgewichtsschwächen, Gebrauch von Gehhilfen, Seheinschränkungen, Arthritis, Dranginkontinenz, eingeschränkte Alltags-bewältigung, Depression, kognitive Einschränkungen, Angst, Alter über 80 Jahre. Wenngleich auch Umgebungsfaktoren (z.B. glatte Oberflächen, schlechtes Licht, Schwellen, Teppichkanten etc.) eine sturzauslösende Rolle spielen, gelten nachlassende Muskelkraft, fehlende Gleichgewichtsfähigkeit und Inaktivität als Hauptursachen für ein Sturzereignis (Winkler & Regelin, 2012, S.10-13). Die Auswirkungen von Stürzen betreffen sowohl das Individuum (siehe die oben genannten Folgen der Osteoporose) als auch die Gemeinschaft, da Stürze und ihre Folgen hohe Kosten verursachen, z.B. für die

Operation von Oberschenkelhalsfrakturen (ca. 7.500,- €) zuzüglich anschließender Rehabilitation (ca. 5.000,- €). Betrachtet man die jährlich durch Stürze in deutschen Pflege- und Altenheimen verursachten Kosten, muss mit ca. 300 Millionen Euro und insgesamt (d.h. inkl. Stürze selbstständig Lebender) mit Kosten von über einer Milliarde Euro pro Jahr (Winkler & Regelin, 2012, S.10) gerechnet werden.

1.4 Wirksamkeit

Tab. 1: Wirksamkeitsnachweis / Evidenzbasierung

Vollständiger bibliografischer Nachweis	Sherrington, C., Michaleff, ZA. & Fairhall, N., et al. (2016): Exercise to prevent falls in older adults: an updated systematic review and meta-analysis. *British Journal of Sports Medicine*, 04. Oktober 2016, 1-10. London: BMJ. Zugriff am 21.02.2018. Verfügbar unter: http://bjsm.bmj.com/content/bjsports/51/24/1750.full.pdf
Darstellung der zentralen Ergebnisse	- hohe Evidenz, dass angemessen gestaltete Trainingsprogramme Stürze selbstständig lebender älterer Personen verhindern helfen (Senkung Sturzrate um 21%) - Senkung Sturzrate um 39% durch Gleichgewichtstrainingsprogramme mit 3 od. mehr Trainingsstunden pro Woche - Effekte von Training auf Heimbewohner müssen besser untersucht werden; vorliegende Ergebnisse zeigen positiven Effekt bei Menschen mit Parkinson u. anderen kognitiven Beeinträchtigungen - Training als singuläre Interventionsmaßnahme hat ähnlich guten sturzpräventiven Effekt wie multifaktorielle Interventionen u. ist damit potentiell der kosteneffektivste Sturzpräventionsansatz auf Bevölkerungsebene
Erläuterung der Bedeutung der Studienergebnisse für die geplante Präventionsmaßnahme	- Maßnahmenschwerpunkt: progressives Gleichgewichtstraining (z.B. Unterstützungsfläche reduzieren, Körperschwerpunkt verlagern u. Körperposition kontrolliert halten etc.) plus integriertes Krafttraining in der Gruppe unter professioneller Anleitung plus häusliches Üben - Dauer/Häufigkeit: 1x/Woche 60 Min. Kurs plus 120 Min. häusl. Üben - regelm. Trainingsteilnahme, sonst Rückgang erzielter Effekte - Zielgruppe: v.a. Menschen mit u. ohne erhöhtem Sturzrisiko - Sensibilisierung der Kursteilnehmer für weitere Sturzrisiken (z.B. im häuslichen u. urbanen Umfeld > Infoteil des Kursprogramms)

1.5 Zielgruppe

Bei der Auswahl der Zielgruppen wurden die Kriterien der DVO Leitlinie Physiotherapie und Bewegungstherapie bei Osteoporose (2008) sowie die Empfehlungen der Bundesinitiative Sturzprävention (2009) zugrunde gelegt. Letztere rät zu einer Risikoeinteilung, „… wobei ein gewisses Maß an Durchlässigkeit gegeben sein sollte." Als Zielgruppe 1 werden ältere Menschen mit moderatem, als Zielgruppe 2 ältere Menschen mit hohem Sturzrisiko definiert; ältere Menschen ohne Sturzrisiko gelten nicht als Zielgruppe (Becker & Blessing-Kapelke, 2009, S.8). Bei der Zuordnung zu Zielgruppe 1 gelten weder medizinische Diagnosen noch ein bestimmtes Alter per se als Ein- oder Ausschlusskriterium. D.h. eine Teilnahme ist auch bei Hypertonie, Diabetes mellitus, Arthrose, Demenz (je nach Grad) und weiteren chronischen, medikamentös kontrollierten Erkrankungen möglich. Zielgruppe 2 umfasst ältere hilfsbedürftige Personen mit körperlichen Einschränkungen (z.B. nach Sturzereignissen) und/oder Vorerkrankungen (z.B. Depression, Parkinson, Demenz, Schlaganfall, Visuseinschränkungen) (Becker & Blessing-Kapelke, 2008, S.8-9). Die nachfolgende Tabelle beschränkt sich auf die Merkmale von Zielgruppe 1, da sich die im Rahmen dieser Arbeit konzipierte Präventionsmaßnahme vornehmlich auf deren Bedürfnisse konzentriert.

Tab. 2: Zielgruppe

Soziodemografische Merkmale (Alter, Geschlecht)	- Frauen u. Männer ab 45 Jahren (DVO, 2008, S.3) bzw. ältere Frauen u. Männer mit Sturzrisiko (Becker & Blessing-Kapelke, 2009, S.8)
Sozialstatus (Bildungsgrad / Schulabschluss, berufl. Stellung)	- keine besonderen Merkmale, da ältere Menschen aller Schichten von Sturzprophylaxe profitieren - ABER: Menschen mit niedrigem bis mittlerem Bildungsgrad sowie niedrigem Renteneinkommen u./od. Migrationshintergrund sollten verstärkt angesprochen werden, da bei ihnen u.U. kein ausreichendes Bewusstsein für das Gesundheitsproblem vorhanden ist u. sie von niedrigschwelligem Angebot (Förderung durch GKV) besonders profitieren können
Gesundheitsrisiken/-belastungen	- Postmenopause bei Frauen ab 45 Jahren (DVO, 2008, S.3) - bestehende Osteopenie/Osteoporose u./od. erhöhtes Sturzrisiko bei Männern u. Frauen ab 45 Jahren (DVO, 2008, S.3) **> für Zielgruppe 1 gemäß Bundesinitiative Sturzprävention:** - Sturzanamnese (1 od. mehrere Stürze in den letzten 12 Monaten) - subjektive Gangunsicherheit u./od. Gangverschlechterung im letzten Jahr u./od. moderate Beeinträchtigung der Standsicherheit u./od. des eigenständigen Wechsels vom Sitzen zum Stehen - Frakturanamnese (in den letzten 10 Jahren)

Kontraindikationen	- Personen, die o.g. Kriterien nicht erfüllen u./od.
(nach Becker & Bles-sing-Kapelke, 2008, S.8)	- auf durchgängige Pflege/Betreuung angewiesen sind u./od.
	- deutl. Einschränkungen bei Basisalltagsaktivitäten haben u./od.
	- starke Beeinträchtigung der Standsicherheit aufweisen u./od.
	- nicht gruppenfähig sind u./od.
	- bzgl. räumlich-zeitlicher Orientierung stark beeinträchtigt sind

1.6 Ziele der Maßnahme

Als übergeordnete Ziele der Maßnahme werden die Verbesserung der Muskelkraft, der Gleichgewichtsfähigkeit und der Aufbau einer Bindung an gesundheitssportliche Aktivität definiert (Winkler & Regelin, 2012, S.13). Defizite bei der Muskelkraft und Gleichgewichtsfähigkeit erhöhen das Sturzrisiko maßgeblich, lassen sich jedoch mit Hilfe des folgenden evidenzbasierten Trainingsprogramms wirksam verringern oder gar beseitigen. Es ist erwiesen, dass „… sich die Maximalkraft (höchster willkürlich erzielter Kraftwert) zwischen dem 30. und 80. Lebensjahr … um 20 bis 40 Prozent reduziert" (Granacher & Borde, 2013, S.23). Dafür ist vor allem „… die altersbedingte Verringerung der Muskelmasse, die auch als Sarkopenie bezeichnet wird, verantwortlich" (Granacher & Borde, 2013, S.23). Durch das geplante funktionelle Krafttraining lassen sich alters- bzw. inaktivitätsbedingte Muskelkraftdefizite verringern, was sich u.a. positiv auf die Bein- und Rumpfmuskulatur, die Haltungs- und Standstabilität, den Erhalt der Bewegungsamplituden sowie das erfolgreiche Kompensieren von Ausrutschen und Stolpern auswirkt (Winkler & Regelin, 2012, S.10-11). Versteht man Bewegungskoordination als „… die Organisation von Bewegungen … in Ausrichtung auf ein Ziel bzw. einen Zweck" (Meinel & Schnabel, 1987, S.54; zitiert nach Neumaier, 2016, S.12) und „… aktive Bewegungen als Veränderungen von Gleichgewichtszuständen" (Mester, 1996, S.320; zitiert nach Neumaier, 2016, S.50), so kommt der Gleichgewichtsregulation bei der Lösung von Bewegungsaufgaben eine zentrale Bedeutung zu. „Geht die Kontrolle des Gleichgewichts verloren, befindet sich der Körper in einer bedrohlichen Situation (Sturzgefahr). Deshalb ist die Sicherung bzw. Wiederherstellung des Gleichgewichts ein grundlegender, immer einbezogener Bestandteil jeder Bewegungshandlung" (Neumaier, 2016, S.48) und das Training der Gleichgewichtsfähigkeit der Schwerpunkt der geplanten Interventionsmaßnahme. Die langfristige Bindung an gesundheitssportliche Aktivität ist besonders in Bezug auf die Senkung des Sturz- und Frakturrisikos von großer Bedeutung, da die positiven Effekte auf Muskeln, Knochen sowie die neuromuskuläre Steuerung von Bewegungen ohne regelmäßiges Training nicht nachhaltig sind und bei Beendigung des Trainings spürbar nachlassen (Sherrington et al., 2016, S.8).

2 Inhaltlich-organisatorische Grobplanung des Kursprogramms

Folgt man dem Empfehlungspapier der Bundesinitiative Sturzprävention, so ist das „… Kernelement einer erfolgreichen Sturzprävention im ambulanten Bereich … das regelmäßige, progressive, körperliche Training über einen Zeitraum von mindestens drei Monaten" (Becker & Blessing-Kapelke, 2009, S.5). Daher bilden das praktische Erlernen, Einüben und Trainieren (d.h. es werden trainingswirksame Reize gesetzt) von Kraft, Koordination, Beweglichkeit und Gleichgewicht den Schwerpunkt der Kursinhalte. Nur so können die gewünschten und für die Zielerreichung notwendigen Anpassungsprozesse im physischen, psychischen und neuromuskulären Bereich bewirkt werden. Der Einsatz motorischer Testverfahren ermöglicht neben einer individuell angepassten Gestaltung der Kurseinheiten (d.h. Intensität und Komplexität der Übungen werden an den jeweiligen Leistungsgrad der Teilnehmer angepasst und dementsprechend gesteigert) die Kontrolle des Trainingsverlaufs sowie die Evaluation der Präventionsmaßnahme bezüglich ihrer Wirksamkeit. Das dritte Ziel – Aufbau einer Bindung an gesundheitssportliche Aktivität – wird durch die Vermittlung von Wirkungs- und Handlungswissen erreicht, da das Verstehen theoretischer Wirkzusammenhänge und das Erkennen der eigenen Selbstwirksamkeit die Motivation und die Compliance der Teilnehmer gegenüber der Maßnahme erhöhen. Dazu trägt auch das Training konkreter Alltagssituationen bei. Anstatt scheinbar sinnbefreit Übungen um des Übens willen und ohne greifbaren Nutzen zu absolvieren, erfahren die Teilnehmer unmittelbar wie sich ihr Leben von Tag zu Tag verbessert, sofern sie kontinuierlich trainieren und aktiv bleiben. Darüber hinaus zeigt der Vergleich der Testergebnisse der motorischen Ein- und Ausgangstests den Trainingserfolg schwarz auf weiß, was die Teilnehmer zusätzlich zur Aufnahme eines dauerhaften Trainings motivieren soll und kann.

Tab. 3: Inhaltlich-organisatorische Grobplanung des Kursprogramms (modifiziert nach Winkler & Regelin, 2012 sowie Becker & Blessing-Kapelke, 2009)

Inhaltlich-organisatorische Grobplanung des Kursprogramms	
Kursinhalte	- praktisches Erlernen u. Einüben von Bewegungsformen zur Verbesserung von Kraft, Koordination, Beweglichkeit, Ausdauer u. Entspannung mit Schwerpunkt Gleichgewichts- u. Krafttraining - Infoteil mit Handlungs- u. Effektwissen zu Wirkung u. Durchführung des körperl. Trainings zur Sturzprophylaxe - Training von Alltagssituationen sowie Dual-und-Multi-Tasking-Training - Hausaufgaben - motorischer Eingangs- u. Ausgangs-Re-Test (in Kursstunde 1 bzw. 12)
Kursdauer	12 Wochen
Kurseinheiten	1x pro Woche à 60min (plus mind. 2x pro Woche häusliches Üben à 45min)
Zeitaufteilung (Info/Praxis)	- 10-20min: Begrüßung, Infoteil, Hausaufgaben, Verabschiedung - 40-50min: praktisches Training
max. Teilnehmerzahl	15
Ressourcen (Medien, Geräte, Hilfsmittel, Räumlichkeiten etc.) (nach Winkler & Regelin, 2012, S.19)	- je nach Teilnehmerzahl: Raum mit ca. 100qm; sollte für Info-Vermittlung u. Bewegungsaufgaben geeignet sein; beheizbar, Frischluftzufuhr - Flipchart mit Block, Stiften, Moderationskarten, Klemmbretter, Papier - elastische Übungsbänder, Kurzhanteln - Gymnastikmatten, Balance-Pads, Steps, Stühle - Seile, Luftballons, Softbälle in verschied. Größen - Aluminiumleiter - Stoppuhr, Maßband/Zollstock (für Eingangs- u. Ausgangs-Re-Test) - MP3-/CD-Player mit Boxen - Kursmanual für Kursleiter - Teilnehmerunterlagen, Anwesenheitslisten, Informationsblätter, Testbögen
Kursleiter (Qualifikation) (nach Becker & Blessing-Kapelke, 2009, S:12-13)	- Person mit fachlichem Hintergrund im Bewegungs- od. therapeutischen Bereich (Grundqualifikation): z.B. SportlehrerIn mit Diplom, Magister-, Bachelor-/Master-Abschluss; Physio-/Ergotherapeut, DOSB-ÜbungsleiterIn, TrainerIn Breitensport (1. Lizenzstufe), FitnesstrainerIn mit BSA-Gruppentrainer B-Lizenz - Zusatzqualifikation: Fortbildung „Ambulante Sturzprävention – Stufe 1" (25 Lerneinheiten/3 Tage) für Sturzpräventions-Zielgruppe 1 (siehe oben, S.7)
Kursanbieter	„Silver Fit – Dein Fitness-Studio 50plus" ist ein spezielles Fitness-Studio für die ältere Generation mit spezieller Angebotsausrichtung; Kurse wie „stabil, mobil & agil" sind ohne Mitgliedschaft buchbar u. dienen als „Einstiegsangebot"; nach Kursende gibt es günstige Konditionen f. Mitgliedschaft

3 Inhaltlich-methodische Detailplanung des Kursprogramms

Tab. 4: Inhaltlich-methodische Detailplanung des Kursprogramms (modifiziert nach Winkler & Regelin, 2012)

Woche	Kurs-einheit	Hauptthema KE	Lernziele	Lerninhalte	Umsetzungsaspekte
1	KE 1	eigenes Sturzrisiko & Wichtigkeit v. lebenslangem körperl. Training f. aktives & gesundes Leben	Sturzursachen & Möglichkeiten zu deren Beseitigung sowie eigenes Sturzrisiko u. Wirksamkeit v. Training erkennen, Notwendigkeit v. Training begreifen, Selbstwirksamkeit sowie Sport, Bewegung & Training als wirksames, tägl. einsetzbares „Medikament" erkennen	- Begrüßung & Vorstellung von Kursleiter, -ablauf & -struktur - Infoteil: Notwendigkeit d. lebenslangen Trainings; gen, regelm., dosierten Trainings; Zusammenhang v. Training u. Reduktion Sturzrisiko - motor. Tests (Berg Balance Skala, Bestimmung Gehtempo, Chair-and-Rise-Test, geschlossener Stand, Semi-Tandem-Stand, Timed-Up-And-Go-Test) zur Bestimmung d. individ. Sturzrisikos bzw. von Kraft, Gleichgewicht, Gehgeschwindigkeit - Hausaufgaben: motor. Tests üben; Infomaterial (Testunterlagen) durcharbeiten	**Orga-formen**: theoret. Wissensvermittlung durch Kursleiter, prakt. Durchführung der motor. Tests mit Teilnehmern (fungieren sowohl als Probanden als auch als Tester) **Medien**: Testprotokolle motor. Tests, Freiburger Fragebogen zur körperlichen Aktivität, Infoblatt „Sturzrisiko" **Hilfsmittel**: Stühle, Zollstöcke, Klebeband, Stoppuhren, Klemmbretter, Stifte, Flipchart

Woche	Kurs-einheit	Hauptthema KE	Lernziele	Lerninhalte	Umsetzungsaspekte
2	KE 2	Wichtigkeit Gleich-gewichts- & Kraft-training	zentrale Bedeutung v. Gleichgewicht u. Muskel-kraft für Alltagsaktivität & Sicherheit erkennen	- Begrüßung, Abfragen der Haus-aufgaben - interaktive Infovermittlung: Warum GGW-Training, in welchen Alltagssitu-ationen ist GGW wichtig? - praktische Übungen in method. Übungsreihen: Tandemgang, Ein-beinstand, Einbeinstand plus labile Unterlage; Kniebeuge - Hausaufgaben: 2x pro Woche GGW-Training & Kraftübungen (jew. ca. 20min)	**Orga-formen:** interaktive Wissenserarbeitung (Kursleiter als Moderator) durch Teilnehmer; prakt. Durchführung der GGW- und Kraftübun-gen **Medien:** Infoblatt „Gleichgewichtstraining" **Hilfsmittel:** Stühle, Gymnastikmatten, Balance Pads, Flipchart, Moderationskarten, Stifte
3	KE 3	Stolperfallen, Sturz-risiken im häusl. Alltag; GGW plus Schritt- u. Gangau-tomatismus	Stolperfallen & Sturzrisiken erkennen u. beseitigen (z.B. gute Beleuchtung, Anti-Rutschmatten, Haltegriffe etc.); Gang- & Schritt-muster aufbrechen, flexibel reagieren können	- Begrüßung, Abfragen der Haus-aufgaben - interaktive Infovermittlung: Abfragen von Stolperfallen u. Sturzrisiken im häusl. Alltag; Vorschläge f. Verhält-nisprävention erarbeiten - prakt. Übungen: Parcours-Training (GGW, sensomotor. Parcours, Schritt-muster- u. Rhythmusparcours) - Hausaufgaben: 2x pro Woche GGW-	**Orga-formen:** interaktive Wissenserarbeitung (Kursleiter als Moderator) durch Teilnehmer; prakt. Durchführung des GGW-, Schrittmuster-parcours- und Krafttrainings **Medien:** Infoblatt „Sicher Gehen im Alltag" **Hilfsmittel:** Balance Pads, Steps, Gymnastik-matten, Klebestreifen etc. für Parcours, Flip-chart, Moderationskarten, Stifte

Woche	Kurs-einheit	Hauptthema KE	Lernziele	Lerninhalte	Umsetzungsaspekte
				Übungen (ca. 15min), danach Knie-beugen (2 Sätze à 15 Wdh.); tägl. Schrittmustertraining	
4	KE 4	Aufstehen nach Sturz; Ausfallschrit-te, Explosivtraining	Strategie für Vom-Boden-Aufstehen nach Sturz	- Begrüßung, Abfragen der Haus-aufgaben - Backward-Chaining-Methode (= Lernfolge in umgekehrter Abfolge: erst Hinlegen, dann Aufstehen lernen; Auf-stehen als umgekehrte Bewegungsfol-ge d. Hinlegens; Hilfsmittel: Stuhl) - prakt. Übungen: dynam. Sprün-ge/Schritte aus beidbeinigem Stand; in den Ausfallschritt; einbeiniger Rich-tungswechsel aus der Bewegung; Sprünge aus u. in einbeinigen Stand; Kniebeugen - Hausaufgaben: tägl. Schrittmuster-training mit Sprüngen, 2x pro Woche GGW-Übungen (ca. 15min), danach Kniebeugen (3 Sätze à 15 Wdh.), Auf-stehen nach Sturz üben	**Orga-formen:** Teilnehmerdiskussion „Wie stehe ich nach einem Sturz auf?", Vorstellen & Vorma-chen der Backward-Chaining-Methode durch Kursleiter; prakt. Einüben durch Teilnehmer; plus prakt. GGW-, Kraftübungen **Medien:** Infoblatt „Aufstehen nach Sturz" **Hilfsmittel:** Stühle, Hocker, Balance Pads, Gymnastikmatten, Steps, Klebestreifen, Flip-chart, Moderationskarten, Stifte

Woche	Kurseinheit	Hauptthema KE	Lernziele	Lerninhalte	Umsetzungsaspekte
5	KE 5	Was ist Sarkopenie u. was kann man selbst dagegen tun?; Bedeutung von Krafttraining f. ein aktives, sturzfreies Leben	Wichtigkeit v. Krafttraining u. muskulärer Stabilisierung f. Minderung Sturzrisiko sowie Selbstwirksamkeit bzgl. Kraftaufbau erkennen	- Begrüßung, Abfragen der Hausaufgaben - Infovermittlung: Krafttraining: „Weshalb? & Wie?"; Bezug zu Sturzrisiko herstellen - prakt. GGW-Übungen u. Hypertrophietraining (3 Übungen Beine, 1 Übung Bauch, jew. 1 Push- u. 1 Pull-Übung f. Arm- u. Schultermuskulatur - Hausaufgaben: tägl. Schrittmustertraining (mehr explosive, schnelle Schritte), 2x pro Woche GGW-Training à 10min; 2x pro Woche Kniebeugen (3 Sätze à 15 Wdh.), Abduktorentraining (2 Sätze à 15 Wdh.)	**Orga-formen:** Teilnehmerdiskussion „Krafttraining weshalb u. wie?"; prakt. GGW- u. Krafttraining **Medien:** Infoblatt „Einführung Krafttraining" **Hilfsmittel:** elast. Übungsbänder, Kurzhanteln, Balance Pads, Gymnastikmatten, Flipchart, Moderationskarten, Stifte
6	KE 6	Kombination Kraft- u. GGW-Training	Erkennen u. Begreifen, wie Kraft & GGW in Alltagssituationen zusammenwirken (z.B. beim Treppensteigen)	- Begrüßung, Abfragen der Hausaufgaben - Infovermittlung: Erläuterung der Notwendigkeit d. gleichzeitigen Trainings von Kraft & GGW plus Alltagsbeispiele - prakt. Training: method. GGW- & method. Kraftübungsreihe der letzten	**Orga-formen:** Infovermittlung durch Kursleiter; prakt. Kraft- u. GGW-Kombi-Training **Medien:** Infoblatt „Kombination Kraft & GGW" **Hilfsmittel:** Übungsbänder, Kurzhanteln, Balance Pads, Gymnastikmatten, Flipchart, Moderationskarten, Stifte

Woche	Kurs-einheit	Hauptthema KE	Lernziele	Lerninhalte	Umsetzungsaspekte
				Kursstunden kombinieren, d.h. Kraft-training auf labiler Unterlage (z.B. Kniebeuge) - Hausaufgaben: tägl. Schrittmuster-training, 2x pro Woche GGW-Training à 10min.; danach Kniebeugen (3 Sätze à 15 Wdh.) u. Abduktorentraining auf instab. Unterlage	
7	KE 7	Dual-und-Multi-Tasking-Training (Bewegungs- u. kognitive Aufgaben zeitgleich ausführen; z.B. Balancie-ren plus rückwärts zählen)	Wissen, was u. wofür Dual-Multi-Tasking-Training gut ist u. warum es das Sturz-risiko senken kann	- Begrüßung, Abfragen der Hausauf-gaben - Erkennen, dass gleichzeitige kogniti-ve u. Bewegungsaufgaben Gehirnka-pazität beanspruchen => Bewegungs-qualität sinkt u. Sturzrisiko steigt => Training als Sturzprophylaxe - Hausaufgaben: tägl. Schrittmuster-training, 2x pro Woche GGW-Training à 10min.; danach Kniebeugen (3 Sätze à 15 Wdh.) u. Abduktorentraining auf instab. Unterlage plus Dual-Tasking-Training (Tandemgang mit Rückwärtszählen)	**Orga-formen**: Infovermittlung (Was ist Dual-und Multi-Tasking-Training?; Alltagsbsp. z.B. gleich-zeitig gehen u. sich unterhalten); Dual-u.-Multi-Tasking-Training in der Gruppe plus Kraft-GGW-Kombi-Training **Medien**: Infoblatt „Mehrfachanforderungen bes-ser meistern" **Hilfsmittel**: Softbälle, Übungsbänder, Balance Pads, Gymnastikmatten, Flipchart, Moderations-karten, Stifte

Woche	Kurs-einheit	Hauptthema KE	Lernziele	Lerninhalte	Umsetzungsaspekte
8	KE 8	Sturzangst (Wann habe ich sie, wie reagiere ich darauf, welche Lösungsstrategie gibt es?)	eigene Sturzangst erkennen, Kettenreaktion begreifen (Angst > Aktivitätsvermeidung > Reduktion phys. Kapazitäten > weitere Aktivitätsreduktion > weiterer Abbau von Kapazitäten usf.), Bewältigungsstrategien erkennen u. nutzen	- Begrüßung, Abfragen der Hausaufgaben - Top 3 der Sturzgefahren; individ. Strategien zur Angstreduktion - GGW- u. Dual-und-Multi-Tasking plus GGW- u. Kraft-Kombi-Training - Hausaufgaben: tägl. Schrittmustertraining, 2x pro Woche GGW-Training à 10min.; danach Kniebeugen (3 Sätze à 15 Wdh.), Abduktoren-, Arm- u. Schultertraining auf instab. Unterlage plus Dual-Tasking-Training (Tandemgang mit Rückwärtszählen)	**Orga-formen**: interakt. Wissensvermittlung bzw. Diskussion zum Thema Sturzangst u. Lösungsstrategien; prakt. Kombi-Training von GGW u. Kraft, Dual-und-Multi-Tasking-Aufgaben **Medien**: Infoblatt „Muskelentspannung gegen Sturzangst" **Hilfsmittel**: Luftballons, Übungsbänder, Balance Pads, Gymnastikmatten, Flipchart, Moderationskarten, Stifte
9	KE 9	Treppensteigen als Sturzrisiko	Erkennen, welche Sturzrisiken der dem Verhalten (z.B. Stolpern wg. schlechtem Trainingszustand), den Verhältnissen (z.B. mangelnde Beleuchtung) od. dem Ablauf (z.B. Rausgehen bei schlechter Witterung > Eis, Schnee etc.) geschuldet	- Begrüßung, Abfragen der Hausaufgaben - Training: Treppensteigen in Varianten (z.B. unterschiedl. Höhe, Untergrund der Stufen, unterschiedl. Tempi, bei schlechtem Licht, mit/ohne Handnutzung, mit Zusatzaufgabe) - Hausaufgaben: tägl. Schrittmustertraining, 2x pro Woche GGW-Training	**Orga-formen**: interakt. Wissensvermittlung (Kursleiter als Moderator, Teilnehmer bringen eigenes Wissen, Alltagserfahrungen ein); prakt. Training: Treppensteigen in Varianten mit/ohne Partnerhilfe; Kombi-Training Kraft & GGW **Medien**: Infoblatt „Checkliste Sturzrisiken im Alltag – Teil 1" **Hilfsmittel**: Übungsbänder, Steps, Balance Pads, Gymnastikmatten, Kurzhanteln, Flipchart,

Woche	Kurs-einheit	Hauptthema KE	Lernziele	Lerninhalte	Umsetzungsaspekte
			sind u. welche Lösungsstrategien es gibt	à 10min.; danach Kniebeugen (3 Sätze à 15 Wdh.), Abduktoren-, Arm- u. Schultertraining auf instab. Unterlage plus Dual-Tasking-Training (Tandemgang mit Rückwärtszählen); eigenes Verhalten beim Treppensteigen beobachten u. ggf. modifizieren	Moderationskarten, Stifte
10	KE 10	Sturzrisiken im Haushalt plus richtiges Verhalten nach Sturz	Sturzrisiken u. -ursachen im Haushalt kennen (Unterscheidung zw. Verhaltens-, Verhältnis-, Ablaufursache) u. zu vermeiden wissen; PLUS: richtiges Verhalten nach Sturz (s.o. Backward-Chaining-Methode; Aufstehen, Krabbeln, Klopfzeichen etc.)	- Begrüßung, Abfragen der Hausaufgaben - Checkliste „Sturzrisiken im Haushalt" erstellen, Lösungsstrategien ergänzen - Leiter-Training in Varianten: Höhen, Schuhe, mit Zusatzaufgabe, unterschiedl. Tempi, bei schlechtem Licht - 4-6 Kraftübungen plus Kombi-Training Kraft u. GGW - Hausaufgaben: tägl. Schrittmustertraining, 2x pro Woche GGW-Training à 10min.; danach Kniebeugen (3 Sätze à 15 Wdh.), Abduktoren-, Arm- u. Schultertraining auf instab. Unterlage plus Dual-Tasking-Training (Tandem-	**Orga-formen:** interakt. Wissensvermittlung (Kursleiter als Moderator, Teilnehmer bringen eigenes Wissen, Alltagserfahrungen ein); prakt. Training „Auf eine Leiter steigen"; Kombi-Training Kraft & GGW **Medien:** Infoblatt „Checkliste Sturzrisiken im Alltag – Teil 2" **Hilfsmittel:** Übungsbänder, Aluleiter, Kurzhanteln, Balance Pads, Gymnastikmatten, Flipchart, Moderationskarten, Stifte

Woche	Kurs-einheit	Hauptthema KE	Lernziele	Lerninhalte	Umsetzungsaspekte
				gang mit Rückwärtszählen); eigenes Verhalten bei „auf die Leiter steigen" beobachten u. ggf. modifizieren	
11	KE 11	Sturzrisiko Straßenverkehr	Risiken (z.B. Menschenmenge, Eile/Hektik, Dunkelheit, Regen, Bordsteinkanten, Lärm etc.) plus Bewältigungsstrategien erkennen	- Begrüßung, Abfragen der Hausaufgaben - Checkliste „Sturzrisiko Straßenverkehr" erstellen, Risiken gewichten, Bewältigungsstrategien erarbeiten - Training nachgestellter Situationen: z.B. Fußgängerübergang unter Zeitdruck, räuml. Enge, mit Zusatzaufgaben, Stolperfallen - Kombi-Training Kraft & GGW (s.o.) - Hausaufgaben: tägl. Schrittmustertraining, 2x pro Woche GGW-Training à 10min.; danach Kniebeugen (3 Sätze à 15 Wdh.), Abduktoren-, Arm- u. Schultertraining auf instab. Unterlage plus Dual-Tasking-Training (Tandemgang mit rückwärts zählen); eigenes Verhalten im Straßenverkehr beobachten u. ggf. modifizieren	**Orga-formen:** interakt. Wissensvermittlung (Kursleiter als Moderator, Teilnehmer bringen eigenes Wissen u. Erfahrung ein); prakt. Training nachgestellter Situationen, Kombi-Training Kraft & GGW **Medien:** Infoblatt „Sturzrisiken Straßenverkehr" **Hilfsmittel:** Übungsbänder, Kurzhanteln, Balance Pads, Gymnastikmatten, Flipchart, Moderationskarten, Stifte

Woche	Kurs-einheit	Hauptthema KE	Lernziele	Lerninhalte	Umsetzungsaspekte
12	KE 12	Testung des Trainingserfolgs	Anhand von Testergebnissen erkennen, was das Training gebracht hat (z.B. Sturzrisiko gesenkt, Muskelkraft, GGW u. Lebensqualität verbessert) => Bindung an lebenslanges körperl. Training	- Begrüßung, Abfragen der Hausaufgaben - motor. Re-Tests (Berg Balance Scale, Bestimmung Gehtempo, Chair-Rise-Test, geschlossener Stand, Semi-Tandem-Stand, Timed-Up-And-Go-Test) - Vergleich der Test- (KE 1) u. Re-Test- (KE 12) Ergebnisse; Diskussion u. Fazit - Animation der Teilnehmer zur Fortführung des Trainings (z.B. in Fitness-Studio; Dauerangebot statt kurzfristiges Kursangebot = besser für lebenslange Bindung an körperl. Aktivität)	**Orga-formen**: motor. Re-Tests; danach Vergleich der Ergebnisse von Test/Re-Test plus Wissensvermittlung: Was hat der Kurs gebracht? Wie geht es danach weiter? **Medien**: ausgefüllte Testprotokolle d. motor. Tests aus KE 1 plus neue Testprotokolle f. Re-Test; Freiburger Fragebogen zur körperlichen Aktivität **Hilfsmittel**: Stühle, Zollstöcke, Klebeband, Stoppuhren, Klemmbretter, Stifte, Flipchart, Moderationskarten

4 Dokumentation und Evaluation des Kursprogramms

Tab. 5: Kursevaluation

Übergeordn. Kursziel	messbares Interventionsziel	Zielindikator	Erhebungsmethode	Erhebungsinstrument	Messzeitpunkte (t)
Verbesserung Muskelkraft	Steigerung Beinmuskelkraft um 20% im Vergleich zum Ausgangswert (Becker & Blessing-Kapelke, 2009, S.5)	Verringerung der gestoppten Zeit in Sek. bei 5x Aufstehen u. Hinsetzen (Chair-and-Rise-Test)	motorischer Test zur Messung der Muskelkraft der unteren Extremität	Chair-and-Rise-Test	t_0 = 1. KE / 1.Woche t_1 = 12. KE / 12. Woche
Verbesserung Gleichgewichtsfähigkeit	Verbesserung der Gleichgewichtsfähigkeit um 20% im Vergleich zum Ausgangswert	Erhöhung Gesamtpunktzahl aus allen Test-Items der Berg Balance Skala (max. Punktzahl: 56)	Gleichgewichtstest	Berg Balance Skala	t_0 = 1. KE / 1.Woche t_1 = 12. KE / 12. Woche
Bindung an sportl. Aktivität	Steigerung Gesamtaktivität (Basis-, Freizeit- u. Sportaktivität) um 20% im Vergleich zum Ausgangswert; Mitgliedschaft Fitnessstudio	Erhöhung Gesamtaktivität in Std./Woche; Vertragsunterzeichnung	schriftl. Befragung zu körperl. Aktivität plus Frage nach Mitgliedschaft Fitnessstudio	Freiburger Fragebogen zur körperlichen Aktivität plus Zusatzfrage Mitgliedschaft Fitnessstudio	t_0 = 1. KE / 1.Woche t_1 = 12. KE / 12. Woche t_2 = 4 Wochen nach Kursende t_3 = 10 Wochen nach Kursende

5   Literaturverzeichnis

Albrecht, K. & Meyer, S. (2015). *Stretching und Beweglichkeit. Das neue Experten-handbuch* (3., überarbeitete Aufl.). Stuttgart: Karl F. Haug.

Becker, C. & Blessing-Kapelke, U. (2009). Empfehlungspapier für das körperliche Training zur Sturzprävention bei älteren, zu Hause lebenden Menschen. Bundesinitiative Sturzprävention (Hrsg.). *Zeitschrift für Gerontologie und Geriatrie, 2011, 44* (2), 121-128. Berlin/Heidelberg: Springer. Zugriff am 18.02.2018. Verfügbar unter: https://link.springer.com/article/10.1007/s00391-011-0178-1

Bundeszentrale für gesundheitliche Aufklärung (Hrsg.). (2013). *Alte Menschen – Expertise zur Lebenslage von Menschen im Alter zwischen 65 und 80 Jahren.* Forschung und Praxis der Gesundheitsförderung, Band 44. Köln.

BKK Dachverband (Hrsg.) (2013). BKK Gesundheitsreport 2013. Gesundheit in Bewegung. Schwerpunkt Muskel- und Skeletterkrankungen. Berlin. Zugriff am 16.02.2018. Verfügbar unter: https://www.bkk-dachver-band.de//fileadmin/publikationen/gesundheitsreport/fruehere_gesundheitsreporte/BKK-Gesundheitsreport_2013.pdf

DVO Dachverband Osteologie e.V. (2014). Prophylaxe, Diagnostik und Therapie der Osteoporose bei Männern ab dem 60. Lebensjahr und bei postmenopausalen Frauen. Leitlinie des Dachverbands der Deutschsprachigen Wissenschaftlichen Osteologischen Gesellschaften e.V. Kurzfassung und Langfassung. Essen. Zugriff am 14.02.2018. Verfügbar unter: http://www.dv-osteologie.org/uploads/Leitlinie%202014/DVO-Leitli-nie%20Osteoporose%202014%20Kurzfassung%20und%20Langfassung%20Version%201a%2012%2001%202016.pdf

DVO Dachverband Osteologie e.V. (2008). Leitlinie Physiotherapie und Bewegungs-therapie bei Osteoporose. Lang- und Kurzfassung. Endversion 0.1 vom 29.04.2008.

Essen. Zugriff am 16.02.2018. Verfügbar unter: http://www.dvosteologie.org/dvo_leitlinien/leitlinie-physiotherapie-osteoporose

Frey, I., Berg, A., Grathwohl, D. & Keul, J. (1999). Freiburger Fragebogen zur körperlichen Aktivität – Entwicklung, Prüfung und Anwendung. *Sozial- und Präventivmedizin SPM*, *44* (2), 55-64. Berlin: Springer. Zugriff am 25.02.1018. Verfügbar unter: https://link.springer.com/content/pdf/10.1007%2FBF01667127.pdf

GKV-Spitzenverband. (2017). Leitfaden Prävention Handlungsfelder und Kriterien des GKV-Spitzenverbandes zur Umsetzung der §§ 20, 20a und 20b SGB V. Kapitel 5: Leistungen zur individuellen verhaltensbezogenen Prävention nach § 20 Abs. 4 Nr. 1 SGB V vom 21. Juni 2000 in der Fassung vom 27. November 2017 (Teilaktualisierung). Zugriff am 14.02.2018. Verfügbar unter: https://www.gkv-spitzenverband.de/media/dokumente/krankenversicherung_1/praevention__selbsthilfe__beratung/praevention/praevention_leitfaden/2017_3/Leitfaden_Pravention_12-2017_P170262_final_V.pdf

Granacher, U. & Borde, R. (2013). Dosis-Wirkungs-Beziehungen beim Krafttraining im Alter. *Schweizer Zeitschrift für Ernährungsmedizin*, (5), 22-32. Neuhausen: Rosenfluh Publikationen AG. Zugriff am 18.02.2018. Verfügbar unter: https://www.rosenfluh.ch/media/ernaehrungsmedizin/2013/05/DosisWirkungsBeziehungen_beim_Krafttraining_im_Alter.pdf

Neumaier, A. (2016). *Koordinatives Anforderungsprofil und Koordinationstraining: Grundlagen, Analyse, Methodik. Training der Bewegungskoordination. Band 1* (5., korr. Aufl.). Köln: Sportverlag Strauß.

Robert Koch-Institut. (2009). *Gesundheit und Krankheit im Alter.* Beiträge zur Gesundheitsberichterstattung des Bundes. Eine gemeinsame Veröffentlichung des Statistischen Bundesamtes, des Deutschen Zentrums für Altersfragen und des Robert-Koch-Instituts. Berlin. Zugriff am 14.02.2018. Verfügbar unter: https://www.rki.de/DE/Content/Gesundheitsmonitoring/Gesundheitsberichterstattung/GBEDownloadsB/alter_gesundheit.pdf?__blob=publicationFile

Robert Koch-Institut. (2010). *Sturzunfälle in Deutschland.* Faktenblatt zu GEDA 2010: Ergebnisse der Studie „Gesundheit in Deutschland aktuell 2010". Berlin. Zugriff am 14.02.2018. Verfügbar unter: https://www.rki.de/DE/Content/Gesundheitsmonitoring/Gesundheitsberichterstattung/ GBEDownloadsB/Geda2010/sturzunfaelle.pdf?__blob=publicationFile

Robert Koch-Institut. (2012). *Osteoporose.* Faktenblatt zu GEDA 2012: Ergebnisse der Studie „Gesundheit in Deutschland aktuell 2012". Berlin. Zugriff am 14.02.2018. Verfügbar unter: https://www.rki.de/DE/Content/Gesundheitsmonitoring/Gesundheitsberichterstattung/ GBEDownloadsF/Geda2012/Osteoporose.pdf?__blob=publicationFile

Scherfer, E., Bohls, C., Freiberger, E., Heise, K.-F. & Hogan, D. (2006). Berg-Balance-Scale – deutsche Version. *physioscience 2006; 2 (2), 59-66.* Stuttgart: Georg Thieme. Zugriff am 25.02.2018. Verfügbar unter: https://www.physio-akademie.de/fileadmin/user/franzi/pdf/Menue_3_Forschung_u_Entwicklung/Tests_u_Assessments/BBS_German_Version_23.11.2005_Version_f_r_Webseite.pdf

Sherrington, C., Michaleff, ZA., Fairhall, N., Serene, SP., Tiedemann, A., Whitney, J., Cumming, RG., Herbert, RD., Close J CT. & Lord, RS. (2016): Exercise to prevent falls in older adults: an updated systematic review and meta-analysis. *British Journal of Sports Medicine,* 04. Oktober 2016, 1-10. London: BMJ. Zugriff am 21.02.2018. Verfügbar unter: http://bjsm.bmj.com/content/bjsports/51/24/1750.full.pdf

Wagner, K. (2011). *Nachsorgebedürfnis von Patienten mit Adipositas nach stationärer medizinischer Rehabilitation.* Dissertation, Medizinische Fakultät der Julius-Maximilians-Universität Würzburg. Zugriff am 25.02.2018. Verfügbar unter: https://opus.bibliothek.uni-wuerzburg.de/opus4-wuerzburg/frontdoor/deliver/index/docId/6416/file/WagnerKathrinDiss.pdf

Winkler, J. & Regelin, P. (2012). *Standfest und stabil.* Kursmanual. (2. Aufl. 2015). Aachen: Meyer & Meyer.

Zentrale Prüfstelle Prävention (2014). FAQ – Häufig gestellte Fragen. Essen: Team Gesundheit. Gesellschaft für Gesundheitsmanagement mbH. Zugriff am 14.02.2018. Verfügbar unter: https://www.zentrale-pruefstelle-praevention.de/admin/faq_kursanbieter.php

6 Tabellenverzeichnis

Anhang

Anhang 1: Berg Balance Skala (Berg, K. et al. 1989) – Deutsche Version nach Scherfer, E. et al. (2006)

Berg-Balance-Skala
(Katherine Berg et al. 1989)

Deutsche Version: Scherfer E[1], Bohls C[2], Freiberger E[3], Heise KF[4], Hogan D[5]

Name:

Datum:

Einrichtung/Ort der Durchführung:

Tester:

Item-Nr.	Kurztitel des Items	Bewertung 0 - 4
1.	Vom Sitzen zum Stehen	
2.	Stehen ohne Unterstützung	
3.	Sitzen ohne Unterstützung	
4.	Vom Stehen zum Sitzen	
5.	Transfers	
6.	Stehen mit geschlossenen Augen	
7.	Stehen mit Füßen dicht nebeneinander (enger Fußstand)	
8.	Mit ausgestrecktem Arm nach vorne reichen/langen	
9.	Gegenstand vom Boden aufheben	
10.	Sich umdrehen, um nach hinten zu schauen	
11.	Sich um 360° drehen	
12.	Abwechselnd die Füße auf eine Fußbank stellen	
13.	Stehen mit einem Fuß vor dem anderen (Tandemstand)	
14.	Auf einem Bein stehen (Einbeinstand)	
	Summe der Punkte:	

---

[1] Physioth., Dipl.-Soz.Wiss., Dr. rer. soc. Physio-Akademie des ZVK, Wremen
[2] Physioth., MSc Neurorehab., Dresden
[3] Dipl.-Sportwiss., Dr. Sportwiss.; Institut für Sportwiss., Universität Erlangen
[4] Physioth., BSc, MSc Neurophysioth., Promotionsstudentin an der Sporthochschule Köln
[5] Physioth., Marienhospital Gelsenkirchen-Ückendorf

1

Allgemeine Anweisungen

Bitte demonstrieren Sie jede Aufgabe und/oder geben Sie die Instruktionen wie beschrieben. Beim Bewerten notieren Sie bitte als Punktwert die niedrigste zutreffende Kategorie des jeweiligen Items, die der Patient sicher schafft.

Beispiel für Item-Nr. 1: Ein Proband versucht mehrere Male mit Einsatz der Hände aufzustehen, schafft es aber nicht oder läuft sofort Gefahr, dabei das Gleichgewicht zu verlieren. Mit etwas Unterstützung (z.B. Halten an Hand und Ellenbogen, jedoch ohne zu ziehen) kann er aber aufstehen und steht auch sicher. In diesem Falle wäre das Item mit 1 zu bewerten.

Beispiel für Item 13: Ein Proband stellt einen Fuß deutlich vor den anderen (mit Abstand zwischen Ferse des einen und Zehen des anderen Fußes; jedoch nicht im Tandemstand), bekommt aber nach ca. 20 Sekunden Probleme, sein Gleichgewicht zu halten. Bei einer weiteren Durchführung steht er 30 Sekunden stabil, wobei er aber den einen Fuß nur „auf halbe Höhe" des anderen stellt. In diesem Falle wäre das Item-Nr. 13 mit 2 zu bewerten.

Bei den meisten Items wird der Proband gebeten, eine vorgegebene Position über einen bestimmten Zeitraum zu halten. Zunehmend mehr Punkte sind abzuziehen, wenn die zeitlichen oder räumlichen Anforderungen nicht eingehalten werden können, wenn die Leistungen der Proband Supervision erforderlich macht, oder wenn der Proband nach externer Unterstützung greift oder Hilfe vom Tester erfährt.[6]

Die Probanden sollten verstehen, dass sie Ihre Balance halten müssen, während sie versuchen, die Aufgaben durchzuführen. Die Probanden können selbst entscheiden, mit welchem Fuß sie die Aufgabe durchführen bzw. wie weit sie reichen/langen.

Eine falsche Selbsteinschätzung wird die Leistung und damit die Punktvergabe nachteilig beeinflussen.

Erforderliches Material für die Durchführung sind eine Stoppuhr oder eine Uhr mit Sekundenzeiger, ein Lineal oder vergleichbares Maß, an dem 5; 12,5 und 25 cm abzulesen sind. Die verwendeten Stühle sollten eine für den Patienten angemessene Sitzhöhe haben. Entweder eine Stufe (mit durchschnittlicher Höhe) oder eine Fußbank kann für Item 12 verwendet werden

---

[6] Im englischen Original wird der Begriff „supervision" benutzt. Er steht hier für eine den Probanden zur Sicherheit begleitende, bzw. kontrollierende, aber nicht eingreifende „stand-by"-Hilfe.

1. Vom Sitzen zum Stehen

Instruktionen: Bitte stehen Sie auf. Versuchen Sie, Ihre Hände nicht zur Unterstützung zu benutzen.

4	kann aufstehen ohne die Hände einzusetzen und sich selbstständig stabilisieren
3	kann selbstständig mit Einsatz der Hände aufstehen
2	kann nach einigen Versuchen mit Einsatz der Hände aufstehen
1	braucht minimale Hilfe zum Aufstehen oder zum Stabilisieren
0	braucht mäßige bis maximale Hilfe um aufzustehen

2. Stehen ohne Unterstützung

Instruktionen: Bitte stehen sie zwei Minuten ohne sich festzuhalten

4	kann zwei Minuten sicher stehen
3	kann zwei Minuten unter Supervision stehen
2	kann 30 Sek. ohne Unterstützung stehen
1	braucht einige Versuche, um 30 Sekunden ohne Unterstützung zu stehen
0	kann nicht ohne Unterstützung 30 Sekunden stehen

Falls der Proband zwei Minuten ohne Unterstützung stehen kann, geben Sie die volle Punktzahl für Item 3 („Sitzen ohne Unterstützung") und fahren Sie mit Item 4 fort.

3. Sitzen ohne Rückenlehne, aber mit beiden Füße auf dem Boden oder auf einer Fußbank

Instruktionen: Bitte sitzen Sie zwei Minuten mit verschränkten Armen.

(wichtig ist, dass eine Armhaltung eingenommen wird, bei der die Arme nach Möglichkeit über Kreuz liegen, so dass sie nicht für Gleichgewichtsreaktionen genutzt werden können)

4	kann sicher und stabil zwei Minuten sitzen
3	kann zwei Minuten unter Supervision sitzen
2	kann 30 Sekunden sitzen
1	kann 10 Sekunden sitzen
0	kann nicht ohne Unterstützung 10 Sekunden sitzen

3

4. Vom Stehen zum Sitzen

Instruktionen: Bitte setzen Sie sich hin.

4	setzt sich sicher mit minimalem Einsatz der Hände hin
3	kontrolliert das Hinsetzen mit den Händen
2	berührt mit Rückseite der Beine den Stuhl, um das Hinsetzen zur kontrollieren
1	setzt sich selbständig aber unkontrolliert hin
0	braucht Hilfe um sich hinzusetzen

5. Transfer

Instruktionen: Stühle werden so hingestellt, dass der Transfer von Sitz zu Sitz durch eine Drehung („tiefer Transfer") erreicht werden kann. Bitten Sie den Probanden, sich in eine Richtung auf einen Stuhl mit Armlehne und in die andere Richtung auf einen Stuhl ohne Armlehne umzusetzen. Sie können zwei Stühle (einer mit, einer ohne Armlehne) oder ein Bett/eine Bank und ein Stuhl benutzen.

4	kann den Transfer sicher mit minimalem Einsatz der Hände ausführen
3	kann den Transfer sicher ausführen, muss aber die Hände einsetzen
2	kann den Transfer mit verbaler Anweisung und/oder unter Supervision ausführen
1	braucht eine Person zur Hilfestellung
0	braucht zwei Personen zur Hilfestellung oder Supervision um sicher zu sein

6. Stehen mit geschlossenen Augen ohne Unterstützung

Instruktionen: Bitte schließen Sie Ihre Augen und stehen Sie zehn Sekunden lang still.

4	kann zehn Sekunden sicher stehen
3	kann zehn Sekunden unter Supervision stehen
2	kann drei Sekunden stehen
1	kann nicht die Augen drei Sekunden geschlossen halten, steht aber stabil
0	braucht Hilfe, um nicht zu fallen

4

7. Stehen ohne Unterstützung mit geschlossenen Füßen

Instruktionen: Stellen Sie die Füße dicht nebeneinander und stehen Sie ohne sich festzuhalten.

4	kann selbständig Füße nebeneinander stellen und 1 Minute sicher stehen
3	kann selbständig Füße nebeneinander stellen und unter Supervision 1 Minute stehen
2	kann selbständig Füße nebeneinander stellen und die Position 30 Sekunden halten
1	braucht Hilfe um die Position einzunehmen, kann aber 15 Sekunden mit geschlossenen Füßen stehen
0	braucht Hilfe um die Position einzunehmen, kann diese nicht für 15 Sekunden halten

8. Im Stehen mit ausgestrecktem Arm nach vorne reichen/langen

Instruktionen: Heben Sie bitte beide Arme in die Waagrechte. Wenn das nicht geht, strecken Sie nur einen Arm aus). Strecken Sie Ihre Finger aus und langen/reichen Sie so weit wie Sie können nach vorne. (Der Tester/die Testerin hält ein Lineal an den Fingerspitzen, wenn der Arm im 90°-Winkel angehoben ist. Die Finger sollten das Lineal beim vorwärts langen nicht berühren. Gemessen wird die Distanz, die die Finger zurückgelegt haben, wenn der Proband in der am weitesten vorgelehnten Position ist. Bitten Sie den Probanden, möglichst mit beiden Armen nach vorne zu langen, um eine Rumpfrotation zu vermeiden.

4	kann sicher mehr als 25 cm nach vorne langen/reichen
3	kann sicher mehr als 12,5 cm nach vorne langen/reichen
2	kann sicher mehr als 5 cm nach vorne reichen
1	reicht nach vorne braucht aber Supervision
0	verliert das Gleichgewicht beim Versuch/ braucht externe Unterstützung

9. Aus dem Stand Gegenstand vom Boden aufheben

Instruktionen: Heben Sie bitte den Schuh/Hausschuh auf, der vor Ihren Füßen liegt.

4	kann den Schuh sicher und mit Leichtigkeit aufheben
3	kann den Schuh aufheben, braucht aber Supervision
2	kann den Schuh nicht aufheben, reicht aber bis auf 2-5 cm an den Schuh heran und hält selbständig das Gleichgewicht
1	kann den Schuh nicht aufheben und braucht bei dem Versuch Supervision
0	schon der Versuch scheitert/ braucht Hilfe um das Gleichgewicht nicht zu verlieren bzw. nicht zu fallen

5

10. Sich im Stehen umdrehen, um nach hinten über die rechte und die linke Schulter zu schauen

Instruktionen: Schauen Sie bitte über Ihre linke Schulter direkt nach hinten. Wiederholen Sie dies zur rechten Seite. Der Tester kann einen Gegenstand direkt hinter dem Probanden zum Anschauen auswählen, um eine bessere Körperdrehung zu unterstützen.

4	schaut hinter sich über beide Seiten bei guter Gewichtsverlagerung
3	schaut nur über eine Seite nach hinten, und zeigt weniger Gewichtsverlagerung auf der anderen Seite
2	dreht sich nur zur Seite aber bewahrt das Gleichgewicht
1	braucht Supervision beim Umdrehen
0	braucht Hilfe um das Gleichgewicht nicht zu verlieren bzw. nicht zu fallen

11. Sich um 360° drehen

Instruktionen: Drehen Sie sich bitte einmal um ihre eigene Achse komplett im Kreis. Halten Sie an. Dann drehen Sie sich um die eigene Achse in die andere Richtung.

4	kann sich sicher um 360° in vier Sekunden oder weniger drehen
3	kann sich nur in einer Richtung sicher um 360° in vier Sekunden oder weniger drehen
2	kann sich sicher um 360° drehen, aber langsam
1	braucht nahe Supervision oder verbale Hilfestellung
0	braucht Hilfe beim Drehen

12. Ohne Unterstützung abwechselnd die Füße auf eine Stufe oder Stufe stellen

Instruktionen: Bitte stellen Sie abwechselnd einen Fuß auf die Stufe/auf die Fußbank. Wiederholen Sie dies, bis jeder Fuß viermal auf der Stufe/auf der Fußbank stand

4	kann sicher und selbständig stehen und innerhalb von 20 Sekunden die acht Schrittfolgen/Stufen absolvieren
3	kann sicher und selbständig stehen und in mehr als 20 Sekunden die acht Schrittfolgen/Stufen absolvieren
2	kann vier Schrittfolgen/Stufen ohne Hilfe unter Supervision
1	kann mehr als zwei Stufen/Schrittfolgen mit minimaler Hilfe absolvieren
0	braucht Hilfe um nicht zu fallen/ schon der Versuch scheitert

Hilfe bedeutet z.B. Festhalten an einer Person, Geländer, Stuhllehne, Rollator etc.

6

13. Stehen ohne Unterstützung mit einem Fuß vor dem anderen (Tandemstand)

Instruktionen: (DEMONSTRIEREN SIE DEM PROBANDEN DIESE AUFGABE). Stellen Sie einen Fuß direkt vor den anderen. Wenn Sie das Gefühl haben, dass Sie einen Fuß nicht direkt vor den anderen stellen können, versuchen Sie einen Schritt weit genug nach vorm zu machen, so dass die Ferse des vorderen Fußes vor den Zehen des hinteren Fußes steht. (Um die drei Punkte zu erreichen sollte die Länge des Schrittes die Länge des anderen Fußes übertreffen und die Standbreite sollte ungefähr der normalen Spurbreite/Schrittbreite entsprechen

4	kann selbständig die Füße in den Tandemstand bringen und 30 Sekunden halten
3	kann selbständig einen Fuß vor den anderen stellen und diese Position 30 Sekunden halten
2	kann selbständig einen kleinen Schritt nach vorne machen und diese Position 30 Sekunden halten
1	braucht Hilfe für den Schritt, kann aber Position 15 Sekunden beibehalten
0	verliert Gleichgewicht während des Schritts oder des Stehens

14. Auf einem Bein stehen (Einbeinstand)

Instruktionen: Stehen Sie auf einem Bein, solange Sie können, ohne sich festzuhalten.

4	kann ein Bein selbständig anheben und Position länger als 10 Sekunden halten
3	kann ein Bein selbständig anheben und Position für 5 bis 10 Sekunden halten
2	kann ein Bein selbständig anheben und die Position drei Sekunden oder länger halten
1	versucht ein Bein anzuheben, kann Position nicht drei Sekunden lang beibehalten, bleibt aber selbständig stehen
0	schon der Versuch scheitert oder Proband braucht Hilfe, um nicht zu fallen

Summe der Punkte: (Maximum = 56)

7

Erstveröffentlichung:

Berg K, Wood-Dauphinee S, Williams JI, Gayton D: Measuring balance in the elderly: preliminary development of an instrument. Physiotherapy Canada 41:304-311, 1989

Das Originalinstrument kann gebührenfrei von der Webseite der Oklahoma Foundation for Medical Quality (OFMQ) herunter geladen werden:
http://www.ofmq.com/user_uploads/Berg%20Balance%20Scale.doc

*Die deutsche Übersetzung wurde initiiert und gefördert durch die
Physio-Akademie des ZVK gemeinnützige GmbH.*

8

Anhang 2: Freiburger Fragebogen zur körperlichen Aktivität (Frey, I. et al., 1999; leicht modifizierte Kurzform entnommen aus: Wagner, K., 2011, S.141-142):

9.7 Freiburger Fragebogen zur körperlichen Aktivität

Fragen zur körperlichen Aktivität

Bitte beantworten Sie die folgenden Fragen zur körperlichen Aktivität für den Zeitraum vor Beginn Ihrer Rehabilitation.

1. Sind Sie berufstätig (auch Hausfrau) oder in Ausbildung?.......... ja ☐₁   nein ☐₂

Wenn ja, <u>welche Tätigkeiten</u> beinhaltet Ihr Beruf/ Ihre Ausbildung hauptsächlich?

sitzende Tätigkeiten (z.B. Büro, Student...) ☐₁

mäßige Bewegung (z.B. Handwerker, Hausmeister, Hausfrau...) ☐₂

intensive Bewegung (z.B. Postzusteller, Wald- und Bauarbeiter...) ☐₃

2. Waren Sie in der <u>Woche vor Beginn Ihrer Reha</u> zu Fuß unterwegs,

a) ...z.B. auf dem Weg zur Arbeit oder zum Einkaufen?................. ja ☐₁   nein ☐₂

Wenn ja, wie lange sind Sie dabei gegangen? insgesamt_____Minuten

b) ...zum Spazierengehen?... ja ☐₁   nein ☐₂

Wenn ja, wie lange waren Sie in der Woche vor Beginn Ihrer Reha spazieren?   insgesamt_____Minuten

3. Sind Sie in der <u>Woche vor Beginn Ihrer Reha</u> Fahrrad gefahren,

a) ...zur Arbeit oder zum Einkaufen usw.?......................... ja ☐₁   nein ☐₂

Wenn ja, wie lange sind Sie dabei geradelt?   insgesamt_____Minuten

b) ...auf dem Heimtrainer bzw. auf Radtouren?.................... ja ☐₁   nein ☐₂

Wenn ja, wie lange sind Sie dabei geradelt?   insgesamt_____Minuten

4. Haben Sie einen Garten?... ja ☐₁   nein ☐₂

Wenn ja, wie viele Stunden haben Sie in der Woche vor Beginn Ihrer Reha dort verbracht?   _____Stunden pro Woche

Davon waren   _____Stunden Gartenarbeit

und   _____Stunden Ruhe und Erholung

		ja	nein
5.	Steigen Sie im Alltag regelmäßig Treppen?................................	☐₁	☐₂

Wenn ja: _____ Stockwerke, _____ mal am Tag

		ja	nein
6.	Sind Sie im <u>letzten Monat</u> vor Beginn Ihrer Reha geschwommen?..	☐₁	☐₂

Wenn ja: ca. _____ Stunden im Monat (reine Schwimmzeit)

		ja	nein
7.	Haben Sie im <u>letzten Monat</u> vor Beginn Ihrer Reha Sport betrieben?.. (z. B. Jogging, Fußball, Handball, Federball, Squash, Gymnastik, Tennis,…)	☐₁	☐₂

Wenn ja, welchen Sport?

Beispiel:
1. *Dauerlauf*   ca. *30*   Minuten pro Woche
2. *Federball*   ca. *2*   Minuten pro Woche

1. _____   ca. _____ Minuten pro Woche
2. _____   ca. _____ Minuten pro Woche
3. _____   ca. _____ Minuten pro Woche
4. _____   ca. _____ Minuten pro Woche

		ja	nein
8.	Gehen Sie zu Tanzveranstaltungen?................................	☐₁	☐₂

Wenn ja: _____ mal/ Monat,   je: _____ Stunden

		ja	nein
9.	Gehen Sie kegeln?..	☐₁	☐₂

Wenn ja: _____ mal/ Monat,   je: _____ Stunden

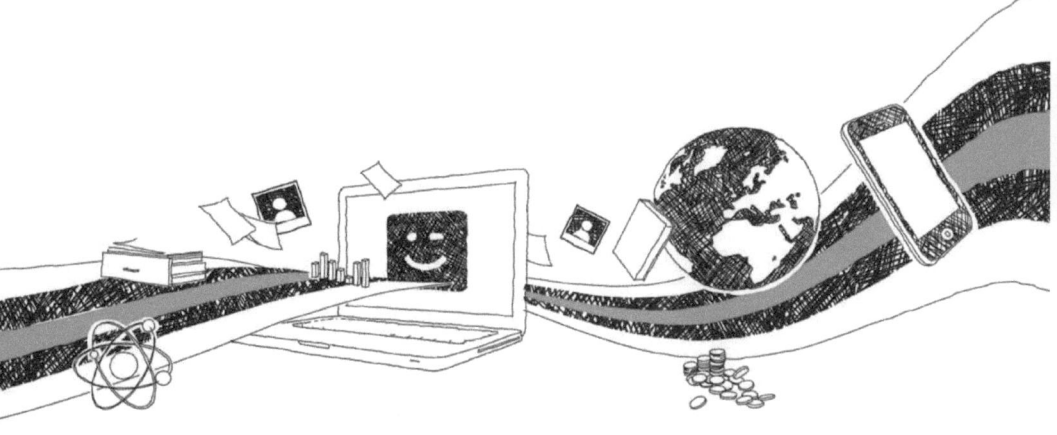
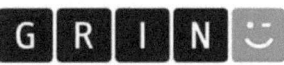